DÉPOT

Rue du Grand Puits, 22, a Marseille.

DES

EAUX GAZEUZES ALCALINES

DE

SOULTZMATT (Haut-Rhin).

NOTICE.

MARSEILLE,

TYP. ET LITH. BARLATIER-FEISSAT ET DEMONCHY,
Place Royale 7 A

1855.

DÉS
EAUX GAZEUSES ALCALINES

DE

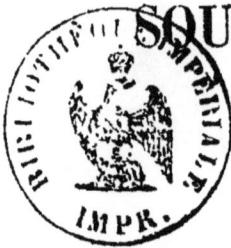

SOULTZMATT (Haut-Rhin).

NOTICE

PUBLIÉE PAR L'ADMINISTRATION DES BAINS DE SOULTZMATT.

PREMIER FASCICULE. — 1854.

Pour donner à MM. les médecins et au public un aperçu rapide et aussi complet que possible des qualités et des propriétés des eaux alcalines gazeuses de Soultzmatt , nous avons cru utile de reproduire dans le même cadre quelques articles récents qui ont été publiés sur ces eaux :

1° *Quelques mots sur les eaux gazeuses alcalines non ferrugineuses (froides) de Soultzmatt*, par M. le docteur Bach, professeur agrégé à la Faculté de Strasbourg. — Résumé de son ouvrage sur ces eaux minérales(1).

2° Le compte-rendu de l'ouvrage de M. le docteur Bach par M. Tourdes, professeur à la Faculté de médecine de Strasbourg (*Gazette médicale de Strasbourg*, juin 1853, p. 194).

(1) Extrait de l'ouvrage ayant pour titre : *Eaux gazeuses alcalines de Soultzmatt* (*Haut-Rhin*), par M. le Dr Bach. — A Paris chez J.-B. Baillière, libraire, rue Hautefeuille, 17 ; à Strasbourg, chez Derivaux, libraire, rue des Hallebardes, 24 ; à Colmar, chez Geng , libraire ; à Mulhouse, chez Risler , libraire ; à Soultzmatt , à l'établissement des bains, et à Paris, à l'entrepôt général des eaux de Soultzmatt, rue d'Aumale, 6, près la rue St.-Georges.

Te 163
Ie 1709

1855

3° Enfin un feuilleton ayant pour titre *Des Bains de Soultzmatt* publié dans l'*Alsacien*, le 23 septembre 1853, par M. le rédacteur en chef de ce journal. Il reproduit en grande partie le rapport de M. Ossian Henry à l'Académie impériale de médecine. Ce rapport fut fait par ce célèbre chimiste pour répondre à la lettre ministérielle en date du 14 mai 1853, par laquelle M. le Ministre de l'intérieur, faisant droit à la demande de M. Nessel, directeur et propriétaire de la source *alcaline* gazeuse de Soultzmatt, située dans le département du Haut-Rhin, a invité l'Académie impériale de médecine à faire analyser officiellement dans son laboratoire les échantillons de cette eau minérale expédiés en bonne forme et accompagnés de certificats de puisement très-réguliers.

C'est d'après ce rapport favorable que l'Académie impériale de médecine a adopté, dans sa séance du 9 août 1853, que l'eau minérale de Soultzmatt a été autorisée par un arrêté de M. le Ministre de l'agriculture, du commerce et des travaux publics, daté du 1er septembre 1853.

Sur la présentation de M. le Préfet du Haut-Rhin, qui comprend si bien les intérêts du pays, M. le Ministre vient de confier à M. le docteur Bach, auteur du travail le plus complet que l'on possède sur les eaux de Soultzmatt, les fonctions de médecin-inspecteur. C'est avec une vive satisfaction que nous annonçons que ce médecin distingué a bien voulu les accepter pour organiser et diriger le service médical de notre établissement.

Tous les ans, l'administration des bains publiera, sous forme de fascicules, à des époques indéterminées, les travaux des médecins de l'établissement ou des médecins qui voudraient bien lui envoyer les observations recueillies dans leur pratique sur l'emploi des eaux de Soultzmatt. Elle fera connaître les améliorations qui auront été introduites. Ces publications deviendront une espèce de journal hydrologique sur ces eaux gazeuses alcalines.

QUELQUES MOTS

SUR LES EAUX MINÉRALES GAZEUSES ALCALINES NON FERRUGINEUSES (FROIDES) DE SOULTZMATT (HAUT-RHIN), PAR M. LE DOCTEUR BACH , PROFESSEUR AGRÉGÉ A LA FACULTÉ DE MÉDECINE DE STRASBOURG.

I. *Topographie.*

Les bains de Soultzmatt, renommés par leurs eaux gazeuses alcalines froides et non ferrugineuses, sont situés dans la jolie vallée de Soultzmatt, qui commence au pied de la pente occidentale des Vosges et se dirige de l'Ouest à l'Est pour venir s'ouvrir sur le vaste bassin de l'Alsace , entre Rouffach et Guebwiller, à 16 kilomètres Sud-Ouest de Colmar. Le chemin de fer de Strasbourg à Bâle passe , pour ainsi dire , à l'entrée de la vallée. L'établissement des bains , élevé non loin du bourg pittoresque et populeux de Soultzmatt, occupe le fond de la vallée, à l'endroit où elle se resserre. Il est protégé contre les vents âpres du Nord et les vents brûlants du Midi par le Heidenberg (montagne des Païens) et par le Pfingtsberg (montagne de la Pentecôte). Ces deux montagnes se rapprochent dans ce point pour fermer le vallon et le défendre, pour ainsi dire, contre les intempéries atmosphériques. C'est là que les personnes débilitées ou dont la poitrine est délicate viennent au printemps respirer un air doux et pur, et profiter des premiers rayons d'un soleil bienfaisant (1).

II. *Analyse de l'eau de Soultzmatt.*

Les sources de Soultzmatt, au nombre de six, sont tellement abondantes, que non-seulement elles peuvent suffire aux cures des baigneurs, mais encore à une exportation illimitée.

Ces eaux, en raison de leurs principes minéralisateurs, et de leur température qui est de 10 degrés, doivent être rangées parmi les eaux gazeuses alcalines froides non ferrugineuses.

Les recherches de M. BÉCHAMP et les miennes ont révélé un fait important.

C'est que les eaux de Soultzmatt contiennent plus de gaz acide carbonique que les eaux de Selters, et qu'elles ont beaucoup d'analogie avec celles de Contrexéville, de Vichy et d'Ems, dont elles ne diffèrent réellement que par les proportions des principes basiques. Cette eau, en effet, a le pétillant et le goût agréable de celle de Selters, en même temps qu'elle partage, sous bien des rapports, l'action thérapeutique de celles d'Ems, de Vichy et de Contrexéville.

L'analyse chimique et l'examen comparatif des éléments de ces eaux minérales démontrera le rang qui doit être assigné à Soultzmatt. Voir le tableau.

(1) On fait à Soultzmatt un grand nombre de cures avec le lait d'ânesse et avec le petit-lait de chèvre. En automne, ses coteaux couverts de vignes attirent les étrangers pour y faire les cures de raisins.

Les nouvelles constructions ne devant être faites que dans le courant de l'année prochaine, Soultzmatt ne peut recevoir qu'un nombre assez limité de baigneurs. Les personnes qui désirent y passer une saison sont priées de prévenir quelques jours à l'avance M. Nessel, propriétaire des bains.

TABLEAU comparatif dressé par MM. les docteurs BACH et BÉCHAMP.

NOMS DES SUBSTANCES MINÉRALISANTES.	Soultzmatt. (Carbonates).	Sellers ou Seltz. (Carbonates).	Soultzmatt. (Bicarbonates).	Sellers ou Seltz. (Bicarbonates).	Vichy (Célestins) (Bicarbonates).	Ems (Krauchea) Bicarbonates.	Soultzmatt. (Bicarbonates).
Un litre renferme :	BÉCHAMP, sur place.	BISCHOFF.	BÉCHAMP, sur place.	BISCHOFF.	O. HENRY.	JUNG.	O. HENRY, à Paris.
Acide carbonique libre ou à l'état de bicarbonate.	2,47213	1,19240	1,94596	0,5974	0,973	1,5330	1,7750
Carbonate de soude....	0,67733	0,72710	0,95743	1,0290	4,137	0,7256	1,0040
— de potasse...	......	......	......	......	......	......	0,0940
— de lithine....	0,04233	......	0,01976	......	traces	......	......
— de chaux....	0,29959	0,32220	0,43115	0,4640	0,277	0,1120*	0,4210
— de strontiane.	......	......	......	......	traces	traces	......
— de magnésie.	0,20618	0,27420	0,31326	0,4180	0,240	0,0395*	0,3050
— de manganèse	......	......	......	......	0,004	......	......
— de fer....	......	0,01950	......	0,0270	......	......	......
— fer et manganèse	......	......	......	......	......	0,0026*	......
Sulfate de potasse......	0,14773	......	0,14773	......	0,020	......	......
— de soude......	0,02271	0,04300	0,02271	......	0,170	0,0226	0,1500
Chlorure de potassium..	......	......	......	......	0,022	0,0017	ind-sens.
— de sodium....	0,07060	2,79600	0,07060	......	0,358	0,1889	0,0740
— de lithium....	......	......	......	......	......	traces	......
— de magnésium..	......	0,04460	......	......	......	0,0089	ind-sens.
Bromure de magnésium.	......	......	......	......	sensibl.	......	......
Iodure de magnésium...	......	......	......	......	sensibl.	......	......
Borate de soude........	0,06504	......	0,06504	......	......	......	......
Acide silicique.........	0,06350	0,04600	0,06350	......	......	0,0334	......
Alumine................	......	......	......	......	......	0,0094	......
Acide phosphorique....	0,00890	......	0,00890	......	......	......	......
Peroxide de fer........	......	......	......	......	......	......	......
Silicate de soude......	......	......	......	......	0,120	......	......
— d'alumine......	......	......	......	......	inappr.	......	......
Lithine................	......	......	......	......	......	......	......
Matière organique......	......	......	......	......	......	......	......
— — azotée	......	......	......	......	indices	......	......

Les * indiquent des carbonates neutres

OBSERVATIONS.

Toutes ces eaux sont, comme on le voit, de la même famille. L'eau de Seltz diffère de celle de Soultzmatt, parce qu'elle renferme du fer, qu'elle est moins gazeuse et moins riche en principes actifs.

L'eau de Vichy n'en diffère que par sa richesse hors ligne de bicarbonate de soude.

L'eau dont Soultzmatt se rapproche le plus est sans contredit Ems, cette eau étrangère si renommée. Elles seraient identiques, si Ems renfermait un peu plus d'acide carbonique, plus de bicarbonate de soude, mais la présence notable du fer dans cette dernière fera toujours préférer Soultzmatt, toutes les fois que cet agent thérapeutique sera contre-indiqué. D'un autre côte, vu sa grande richesse d'acide carbonique, l'eau de Soultzmatt est de plus une boisson agréable et recherchée.

Rien n'est rare comme une eau gazeuse alcaline non ferrugineuse. Toutes les sources de ce groupe, excepté Pont-Gibeau en France et Évian en Savoie et quelques autres, renferment du fer.

L'absence de fer et la petite quantité de sulfate qui se trouvent dans les eaux de Soultzmatt la rendent inaltérable, tandis que les eaux de Seltz et toutes les eaux analogues renfermant du fer répandent rapidement l'odeur des œufs pourris à cause de l'altération du bouchon provoquée par le fer. C'est encore à l'absence du fer qu'elle doit de ne jamais se troubler et de conserver indéfiniment sa sapidité et sa limpidité. L'analyse de M. O. HENRY prouve bien qu'elle est d'une conservation facile, puisqu'il y a encore trouvé 1,775 grammes d'acide carbonique libre, sur 1,945 grammes qu'elle contient à la source.

Contrexeville, quoique renfermant plusieurs des éléments de Soultzmatt n'est pas gazeuse, fort peu chargée de matières salines et renferme un élément incommode, le sulfate de chaux (plâtre) en grande quantité (1,150 grammes).

M. Béchamp a trouvé que l'eau de Soulzmatt contient près de deux grammes et demi d'acide carbonique et des carbonates, mais la quantité totale de cet acide est près de trois grammes ; ce qui fait à la température ordinaire presque trois litres de gaz. Comme ce gaz est en partie combiné et en présence de substances basiques, il ne tend à s'échapper que lentement ; ce qui explique pourquoi cette eau mousse moins que les eaux artificielles dans lesquelles le gaz n'est que comprimé et s'échappe dès lors dès qu'on débouche. Le gaz des eaux artificielles se dégage immédiatement en majeure partie dans le verre où on les verse ; celui de l'eau de Soulzmatt, au contraire, ne devient libre que dans l'estomac.

III. *Des eaux de Soultzmatt comme boisson d'agrément.*

Ainsi, du flanc d'une de nos montagnes des Vosges, en Alsace, jaillit une source qui a les mêmes propriétés, les mêmes vertus que celles de Selters. Nous n'aurons donc plus désormais à payer à l'étranger un tribut onéreux : *Soultzmatt devient le Selters* (SELTZ) *de la France.*
Ces eaux agréables, rafraîchissantes, acidules, gazeuses et pétillantes. seront demandées de toute part ; ce ne sera plus seulement dans notre province qu'elles seront appréciées sur nos tables, elles sont appelées à un plus vaste et plus brillant avenir. Nos chemins de fer, les prenant pour ainsi dire immédiatement à la source, les transporteront limpides, fraîches encore, jusqu'à Paris, et dans les principales villes de France et même jusqu'à l'étranger. Et dussent-elles être soumises à un voyage de long cours, l'expérience a prouvé qu'elles peuvent être conservées pendant plusieurs années, sans qu'elles perdent de leurs propriétés, sans qu'il se produise le plus léger dépôt : ce qu'elles doivent à ce qu'elles renferment à peine *un atome de fer.*

IV. *Action physiologique et thérapeutique des eaux de Soultzmatt.*

Les eaux de Soultzmatt ne sont pas seulement agréables au goût, ce n'est là qu'une de leurs qualités, elles exercent encore sur l'économie une action thérapeutique puissante, comme je l'ai prouvé par la théorie et par les faits pratiques recueillis aux bains de Soultzmatt (1).
Ces eaux, par leurs principes minéralisateurs, ont une action générale; elles ont de plus une action spéciale et même spécifique sur certains produits solides et liquides de notre corps et sur certains organes en particulier.
I. L'acide carbonique est hyposténisant et calmant du système vasculaire et du système nerveux ; les alcalis renfermés dans ces eaux ont des propriétés dynamiques analogues.
II. Les alcalis agissent sur le sang en le rendant plus liquide ; ils liquéfient la fibrine que l'inflammation y développe en excès et la mettent ainsi dans des conditions favorables à être résorbée, lorsqu'elle se sera fixée ou concrétée dans nos organes. Ils changeront la consistance du mucus et de toutes les sécrétions muqueuses, en les rendant moins tenaces, moins glutineuses.
III. Le rôle des alcalis dans la digestion est de neutraliser l'action des acides, qui, sous certaines influences pathologiques, se développent en excès dans l'estomac et coagulent l'albumine et les substances albuminoïdes; ils émulsionnent, ils saponifient les matières grasses, aidant ainsi à l'action physiologique de la bile et du suc pancréatique, et les placent dans des conditions indispensables à leur absorption.

(1) Voir l'ouvrage cité,

IV. Les alcalis détruisent en partie le sucre secrété dans le foie, et destiné à être converti en acide carbonique dans le poumon ; ils empêchent ainsi le travail excessif de ces deux organes, l'engorgement de l'un et la fatigue de l'autre.

V. Si le sucre, l'urée et l'acide urique ne sont pas détruits sur place ou rejetés par les organes éliminateurs, tels que le poumon, le rein, la peau, etc., ils restent dans la circulation générale. De là naissent les congestions et les engorgements, la gravelle, la goutte, etc. Or, les alcalis, détruisant le sucre dans le foie, et l'acide urique dans le sang, empêchent les accidents que nous venons de signaler.

D'après ces propositions émises sur l'action physiologique et thérapeutique des principes minéralisateurs contenus dans les eaux de Soultzmatt, on peut établir, en se fondant sur la théorie et la pratique, que ces eaux sont indiquées et utilement employées :

1° *Dans les maladies dépendant d'une nutrition incomplète :* Lymphatisme, rachitisme, scrofules, tuberculisation générale et locale, carreau.

2° *Dans les cas d'irritation, d'inflammation aiguë ou chronique, qu'il y ait ou non sécrétion ou dépôts de produits pathologiques nouveaux:* Congestions actives, irritations ou inflammations aiguës ou chroniques des viscères ou des muqueuses. *Organes digestifs :* Gastrite, embarras gastrique, acidité de l'estomac, diarrhée chronique. *Foie :* Hépatite, ictère. *Poumons:* Phthisie pulmonaire imminente ou au premier degré, bronchite, catarrhe pulmonaire, pituiteux, muqueux. *Reins:* Néphrite. *Vessie :* Cystite aiguë, catarrhe vésical. *Matrice et annexes :* Métrite, ovarite, engorgement de l'utérus, catarrhe utérin, leucorrhée, aménorrhée, dysménorrhées, métrorrhagies. *Organes de la locomotion :* Rhumatismes articulaires, musculaires, aigus et chroniques, irritations spinales, certaines paralysies tenant à un noyau apoplectique. *Peau :* Dermatoses.

3° *Dans les affections nerveuses :* Migraines, névralgies faciales intercostales ; rachialgie se présentant sous des formes si variées ; gastralgies, entéralgies, rhumatisme névralgique, hystérie, obstructions, hypocondrie, congestions et névroses des capillaires artériels.

4° *Dans les cas de congestions veineuses :* Vers tous les organes (*Erhœhte Venositat*), vers certains organes en particulier, le foie, la veine-porte et tout le système veineux abdominal, le rectum (hémorrhoïdes, le cerveau (étourdissements ; apoplexie imminente), la moelle épinière, le cœur, le poumon, la matrice vers l'âge de retour (engorgement de l'utérus, règles difficiles, pertes, flueurs blanches)

5° *Dans les maladies provenant de produits formés en excès dans le sang et de certaines perversions de sécrétions :* Calculs biliaires ; gravelle rouge, goutte, Diabète sucré, albuminurie.

Il y a dans les eaux de Soultzmatt deux sels qui ont une grande importance et dont l'action n'est pas encore assez connue. C'est le carbonate de lithine qui a la propriété d'agir puissamment sur l'estomac pour augmenter l'appétit.

Et le borate de soude qu'on emploie beaucoup en Allemagne dans les affections douloureuses de la vessie. Il réussit souvent mieux que le camphre pour calmer la strangurie. On conçoit d'après cela l'avantage qu'on peut retirer des eaux de Soultzmatt dans des cas de ce genre.

À l'état de santé, et lorsqu'il n'y a que prédisposition à l'une des maladies que nous avons signalées plus haut, ces eaux rendront les plus grands services. Elles seront une boisson agréable et rafraîchissante en même temps qu'elles détruiront la tendance morbide.

Les eaux de Soultzmatt sont contre-indiquées dans la chlorose franche et toutes les affections cachectiques, lorsque le sang est devenu trop liquide, trop appauvri ; il faut alors leur préférer les eaux gazeuses alcalines ferrugineuses.

- 7 -

V. *Mode d'administration.*

Les eaux de Soultzmatt, comme boisson médicamenteuse, se prennent le matin à la dose de deux à six verres; il est des cas où on peut, sans inconvénient et même avec avantage, en boire de dix à quinze verres par jour. En bains, elles sont très-calmantes, à la condition que leur température soit peu élevée.

Comme boisson d'agrément, elles se marient très-bien au lait; elles donnent au vin faible comme au vin généreux un pétillant qui en fait pour nos tables une des boissons les plus rafraîchissantes et les plus recherchées. Elles s'assimilent parfaitement à tous les sirops et surtout aux sirops de framboises et de groseilles. Mêlées, soit à l'avance, soit instantanément, au jus de citron et au sucre, elles produisent une limonade gazeuse excellente.

DES EAUX GAZEUSES ALCALINES

DE SOULTZMATT.

Histoire et topographie, analyse, actions physiologique et thérapeutique, etc., par M. le docteur BACH, professeur agrégé et ancien chef des travaux anatomiques de la faculté de médecine de Strasbourg, médecin adjoint des hospices civils, etc. — Un volume de 275 pages in-8°. Strasbourg, 1853. — Analyse de cet ouvrage par M. le professeur TOURDES.

———

Les eaux minérales de Soultzmatt sont une des richesses médicales de l'Alsace. Depuis quelques années, leur action, mieux comprise, est invoquée contre des maladies plus nombreuses, leur réputation s'étend, et elle commence à dépasser les limites de notre province. Les recherches médicales, dont cette source a été l'objet, ont déjà une date ancienne; il importait qu'un nouvel ouvrage vînt constater les progrès accomplis et montrer aux médecins tout le parti qu'ils peuvent tiler de ces eaux bienfaisantes; tel est le but que s'est proposé M. BACH.

« Enfant de l'Alsace, dit-il, né dans un endroit qui touche à la vallée où sont ces sources importantes, je m'estime heureux de pouvoir payer ce tribut à mon pays natal. MÉGLIN, mon compatriote, le célèbre médecin dont la science a conservé le souvenir, a fait ressortir autrefois le mérite des eaux de Soultzmatt J'ai cherché à continuer l'œuvre qu'il a si dignement commencée. »

Le livre de M. BACH résume les travaux anciens; il y ajoute des faits nouveaux et des considérations pleines d'intérêt.

Une nouvelle analyse faite par M. BÉCHAMP, professeur suppléant à l'école de pharmacie de Strasbourg, confirme les résultats obtenus par MM. COZE et PERSOZ. L'eau de Soultzmatt est gazeuse et alcaline; elle

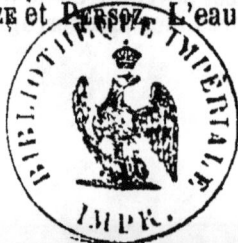

renferme par mille grammes, à la température de dix degrés, plus d'un litre d'acide carbonique libre, elle dépasse en richesse l'eau de Selters et les eaux analogues qui jouissent en France d'une si grande vogue: Bussang et Soültzbach lui disputent seuls la supériorité pour la propportion d'acide carbonique. On n'a trouvé dans les eaux de Soultzmatt que des traces de fer à peine appréciables. Cette absence du fer, qui existe en proportion plus ou moins notable dans les eaux de Griesbach, de Rippoldsau, de Péterstahl, d'Antogast, de Selters même, constitue un des traits caractéristiques des eaux de Soultzmatt, et les place à part parmi les sources analogues. Toutes les eaux que nous venons de citer sont inférieures à celles de Soultzmatt, lorsque la maladie a une tendance inflammatoire et qu'elle frappe des individus pléthoriques et sanguins. A Soultzmatt on peut compter sans crainte sur des propriétés uniquement diluantes et tempérantes ; en même temps qu'on cherche à calmer l'éréthisme et à rendre le sang plus liquide, on n'introduit pas dans l'organisme un élément tonique et réparateur, tel que le fer. Les eaux de Soultzmatt, sous ce point de vue, l'emportent de beaucoup sur celles du pays de Baden et de Nassau ; comme boisson hygiénique, et prise aux repas, elles sont d'un usage plus agréable et plus sûr ; elles n'ajoutent pas une nouvelle cause de pléthore à celles qui résultent d'une alimentation trop substantielle; elles plaisent au gastronome prudent, et sans encourager de pareils goûts, le médecin tout en signalant le péril, peut indiquer les moyens de l'atténuer. Ce point de vue, à demi-scientifique, est pour beaucoup dans la fortune des eaux de Soultzmatt ; c'est par là qu'elles détrôneront probablement les eaux de Selters, et quelles ont conquis à Strasbourg, où cette application est comprise, une large place dans la consommation.

Comme eau alcaline, Soultzmatt a de l'analogie avec deux sources célèbres, celles de Contrexéville et de Vichy. Il résulte de l'analyse de M. Béchamp que l'eau de Contrexéville, sauf l'absence presque complète de l'acide carbonique, renferme les mêmes bases que celles de Soultzmatt ; de sorte qu'en laissant échapper une partie du gaz de celles-ci, on a deux eaux presque semblables par leurs principes alcalins. Personne ne peut songer à placer Soultzmatt sur la même ligne que Vichy; la différence est énorme pour la proportion des principes minéralisateurs, mais l'analogie existe dans leur nature: la soude, la magnésie, la chaux, sont les substances actives et prépondérantes à Soultzmatt comme à Vichy. Soultzmatt renferme en outre une assez forte proportion de potasse. M. Béchamp a signalé dans son analyse des principes qui n'avaient pas été mentionnés par les premiers observateurs. Il a constaté la présence du borate de soude, de la lithine, et des traces à peine appréciables d'acide phosphorique, d'alumine et de peroxyde de fer. Il n'y a pas rencontré d'arsenic.

Un chapitre de l'ouvrage est consacré à l'examen théorique de l'action des eaux alcalines ; nous ne suivrons pas l'auteur dans ses savantes recherches, qui s'appliquent à toutes les sources du même genre. Il importe surtout de savoir ce que l'expérience a enseigné sur la valeur des eaux de Soultzmatt ; M. BACH, dans une pratique habile et étendue, a recueilli des observations nombreuses. Nous analyserons avec quelques détails la partie de son livre qui présente les applications thérapeutiques.

Une nourriture succulente et substantielle, la paresse corporelle qui se lie à ce régime, entraînent bientôt l'obésité, la prédominance veineuse et une altération particulière du sang. Les congestions sanguines deviennent faciles et fréquentes ; le système de la veine-porte s'engorge ; l'élaboration départie au foie reste incomplète ; le sang reçoit ou conserve des éléments nuisibles, qui pénètrent dans la grande circulation et déposent dans les organes les germes de diverses maladies ; les congestions veineuses, les hémorrhoïdes, l'hépatite chronique, l'arthritis, la goutte, la gravelle, la pierre, deviennent les compagnes de l'âge mûr qui n'obéit pas à la loi de la tempérance et du travail.

Les eaux de Soultzmatt ont rendu les plus grands services contre les affections de ce genre, à tous les degrés, depuis la simple prédisposition jusqu'aux lésions matérielles les plus profondes. Le foie s'engorge et produit du sucre et de la bile pendant le travail de la digestion ; les alcalins ont la propriété d'empêcher la formation du sucre, ils détruisent ou diminuent les engorgements hépathiques. M. BACH cite plusieurs observations de congestions veineuses de l'abdomen et d'engorgements du foie dissipés par les eaux de Soultzmatt. Dans plusieurs de ces faits, la maladie était accompagnée d'un ictère qui disparut rapidement. La guérison a été obtenue dans un cas où l'engorgement du foie avait été assez considérable pour produire une ascite. L'eau de Soultzmatt avait agi à la fois comme diurétique et comme fondant. Des hémorrhoïdes très-douloureuses ont été rapidement guéries.

L'hypochondrie, qui accompagne si fréquemment les maladies de ce genre, a cédé sous l'influence du même remède. Son action s'est encore étendue aux congestions cérébrales entretenues par un état pléthorique.

La gastrite chronique, la gastralgie, la diathèse acide de l'estomac, ont été soulagées ou guéries à Soultzmatt comme à Vichy. L'acide carbonique, hyposténisant après une excitation fugace, calmait l'irritation nerveuse de l'estomac, en même temps que les principes alcalins exerçaient leur action neutralisante et diluante.

En prenant pour point de départ les propriétés médicales des alcalins, en y joignant celles de l'acide carbonique, la pente est glissante pour un médecin d'eau minérales ; il est peu de maladies qui, de près ou de loin, par leur nature ou par leurs complications, ne puissent être ramenées sous l'empire du remède suprême ! Notre confrère, autant que possible, a échappé à cette préoccupation. Peut-être, en ce qui concerne la phthisie pulmonaire, n'a-t-il pas entièrement résisté aux séductions de la théorie ? « Les eaux alcalines, dit-il, rendent les aliments plus assimilables, favorisent la nutrition, fortifient l'organisme ; elles doivent, par conséquent, empêcher la formation des tubercules : elles sont rafraîchissantes, elles diminuent la plasticité du sang et l'activité de la circulation ; elles arrêtent la sécrétion d'une portion du sucre qui, formé dans le foie, doit être consumé dans le poumon. Tout concourt à faire des eaux de Soultzmatt un remède efficace et approprié à toutes les périodes de la phthisie ! La théorie fait de brillantes promesses, notre confrère les enregistre avec le vif désir qu'elles ne soient pas trompeuses; mais lui-même, il ne peut se dissimuler que l'observation leur donne un trop fréquent démenti. « Si les eaux de Soultzmatt enrayent la marche de cette cruelle maladie, aussi bien qu'une autre source, comme les eaux d'Ems, comme les eaux de Bonnes, elles ne donnent pas la guérison. Tout ce que nous sommes en droit de leur demander, c'est d'aider favorablement le travail de la nature dans l'élimination du tubercule, tout en modérant les effets fâcheux de ce travail sur la constitution. » M. Bach se loue beaucoup de l'association des médicaments balsamiques à l'eau de Soultzmatt ; la muqueuse pulmonaire est vivement influencée par l'action de ces substances, et notre confrère en a tiré parti contre les affections des bronches idiopathiques ou liées aux tubercules.

Nous rentrons dans le véritable domaine des eaux de Soultzmatt, en rapportant les preuves de leur efficacité contre la goutte et contre la gravelle. Les faits sont nombreux et décisifs. Long-temps avant la découverte de l'acide urique dans l'urine des goutteux, de l'urate de soude dans leurs concrétions articulaires, de l'acide urique et de l'urate d'ammoniaque dans la gravelle, on avait reconnu la puissance des alcalis contre ces affections. M. Bach rapporte plusieurs observations qui démontrent toute l'utilité des eaux de Soultzmatt. « Si je voulais, dit-il, établir un parallèle entre Vichy, Contrexéville et Soultzmatt, je dirais que Vichy est plus actif pour dissoudre la gravelle et l'empêcher de se produire ; Contrexéville pour l'expulser, et que Soultzmatt, par ses principes minéralisateurs, possède à la fois, mais à un degré moindre, les propriétés des deux autres. »

M. Bach a employé avec succès les eaux de Soultzmatt dans des cas de dysménorrhée qui paraissaient dépendre de l'irritabilité de l'utérus et d'une grande plasticité du sang ; il en a encore retiré d'heureux fruits chez les jeunes filles affectées de divers troubles de l'innervation et de la circulation, simulant la chlorose et dont l'état s'aggravait par les préparations de fer ; les cas de ce genre sont l'objet de remarques pratiques d'un grand intérêt.

L'eau de Soultzmatt est peu altérable et d'un transport facile ; à part une faible perte d'acide carbonique, elle conserve toutes ses propriétés. On en exporte des quantités considérables, et bien des malades au loin ont été soulagés par cette boisson agréable et légère. Mais c'est à la source même, c'est à Soultzmatt que les principales cures ont été obtenues, et que ceux qui le peuvent doivent chercher la santé Soultzmatt est situé dans une des plus belles vallées des Vosges, au pied des plus hautes montagnes. L'établissement, sous une direction intelligente, est devenu un des plus confortables de l'Alsace, il peut rivaliser avec les bains les mieux tenus du pays de Bade. Rien ne remplace l'air pur qu'on y respire, l'exercice, l'oubli des affaires, et ces influences combinées dont la réunion n'est pas la moindre puissance des eaux minérales.

M. Bach reproduit dans son livre la topographie de Soultzmatt, due à la plume élégante de notre collègue, M. RAMEAUX ; il y ajoute de nouveaux détails. La Flore des environs de Soultzmatt complète la description de cette riante vallée. Peu de contrées ont une végétation plus curieuse et plus abondante : dans l'espace de quelques lieues on trouve les terrains les plus divers et des altitudes variables qui atteignent aux hauteurs alpestres. M. le professeur KIRSCHLEGER a enrichi l'ouvrage de M. BACH d'un précieux catalogue qui indique, en même temps que les plantes, les terrains, les localités et les élévations auxquelles on les rencontre.

L'ouvrage de M. BACH renferme tous les détails pratiques nécessaires pour guider les médecins et les baigneurs dans l'usage de ces eaux. Son travail est le plus complet qui ait été fait sur cette matière ; il agrandit la sphère d'action des eaux de Soultzmatt, en présentant des indications nouvelles ; il contribuera, sans aucun doute, à les faire mieux connaître et à répandre les bienfaits qu'on peut attendre de leur emploi.

G. TOURDES.

BAINS DE SOULTZMATT (1).

Nous avons toujours considéré comme un devoir pour nous d'applaudir à toute tentative qui a pour but d'augmenter la prospérité de l'Alsace ; c'est à ce titre que nous publions aujourd'hui ce feuilleton.

Depuis des siècles, peut-être, coule du flanc d'une de nos montagnes, des Vosges, dans la charmante vallée de Soultzmatt, en Alsace (Haut-Rhin), une eau minérale des plus agréables, des plus utiles pour la santé. Cette source précieuse pour le pays, malgré quelques recherches et quelques analyses, était restée ignorée par les uns, mal appréciée par les autres, lorsque M. le docteur BACH, que sa position et ses connaissances mettaient à même de fixer l'attention du public sur la valeur de cette source, entreprit de publier un travail complet sur les eaux de Soultzmatt. Comme Alsacien, nous le félicitons sur le but qu'il s'est proposé en publiant son ouvrage.

« Enfant de l'Alsace, dit-il dans sa préface, né dans un endroit qui touche à la vallée où coulent ces sources importantes, je m'estime heureux de pouvoir payer ce tribut à mon pays natal. »

Pour rendre son œuvre plus complète, M. le docteur BACH s'adjoignit

(1) Extrait d'un feuilleton de l'*Alsacien* sur les eaux de Soultzmatt, 23 septembre 1853, ayant pour titre : *Bains de Soultzmatt*.

M. Béchamp (1), docteur ès-sciences, professeur à l'école de pharmacie de Strasbourg. L'eau de Soultzmatt fut par eux soumise à une nouvelle analyse qui est un modèle dans ce genre. Cette analyse produisit un résultat bien satisfaisant pour ses auteurs et bien important pour l'Alsace ; car il est aujourd'hui constaté que l'eau de Soultzmatt a des qualités supérieures à l'eau de Seltz, et surtout qu'elle est plus *gazeuse*.

Cette découverte fut aussitôt communiquée à M. le Ministre de l'agriculture, du commerce et des travaux publics, qui s'empressa de faire soumettre cette eau à une nouvelle analyse ; celle-ci devait être la contre-épreuve de celle qui avait déjà été faite, afin qu'elle fût soumise à l'Académie impériale de médecine. C'est au célèbre chimiste Ossian Henry que cette tâche fut confiée.

Nous empruntons à son rapport fait à l'Académie impériale de médecine (séance du 9 août 1853) les passages suivants.

Extrait du rapport de M. Ossian Henry.

« La source de Soultzmatt, d'un produit très-abondant, sort d'un grès Vosgien dans le département du Haut-Rhin, à quatre lieues de Colmar, au milieu d'une belle et fertile vallée, l'eau est de nature *alcaline gazeuse* et très-recherchée dans le pays où on la connaît depuis fort long-temps... Tout récemment elle a été l'objet d'un travail fort remarquable, on doit le dire, dû au zèle consciencieux de M. Béchamp, professeur agrégé de chimie à l'école de Strasbourg. Dans ce travail, l'auteur donne le détail des procédés qu'il a suivis pour arriver à la découverte des principes de l'eau de Soultzmatt, et se livre à des considérations théoriques d'un grand intérêt sur la minéralisation de cette eau....

« D'après les résultats obtenus par M. Béchamp, l'eau minérale de Soultzmatt appartient au groupe des eaux *acidules, bicarbonatées, sodiques et calcaires* ; elle vient prendre rang à côté des eaux étrangères de Seltz et d'Ems. Ainsi ce sont des bicarbonates de soude, de potasse, de chaux, de magnésie qui en font les principaux éléments minéralisateurs, associés à un grand excès d'acide carbonique (le volume de l'eau environ), puis à quelques autres substances en quantités plus minimes, tels que le *carbonate de lithine*, le *phosphate alcalin* ou *alumineux*, le *borate de soude*, le *sulphate alcalin*, le *chlorure de sodium*, la silice à l'état libre ou en silicate unis, enfin à une *trace presque inappréciable de fer* et de matière organique.

« L'absence *presque complète du fer* rend l'eau très-agréable à boire, grâce surtout à la présence du grand excès d'acide carbonique qu'elle contient ; aussi est-elle recherchée partout comme très-salutaire à la fois et très-agréable.

(1) M. Béchamp, depuis la publication de l'analyse des eaux de Soultzmatt, a soutenu à la Faculté des sciences de Strasbourg deux thèses remarquables qui, en même temps qu'elles lui donnent le titre de docteur, lui assurent désormais un rang distingué parmi les chimistes.

— 13 —

« L'analyse faite par M. Béchamp, ne paraissant pas offrir de points douteux, votre rapporteur n'a pas dû chercher à contrôler les procédés indiqués par ce chimiste, mais il a voulu confirmer l'existence des substances annoncées en se servant de moyens différents, dans le but de corroborer l'opinion qu'il faut avoir sur la composition chimique de l'eau de Soultzmatt (1).

« En conséquence, nous avons apprécié l'*acide carbonique libre* et les bicarbonates par des méthodes autres que celles mises en usage par M. Béchamp ; puis on s'est assuré nettement de la présence de la *lithine*, de celle de l'acide *borique* et du *phosphate*, signalée parmi les principes minéralisateurs de l'eau de Soultzmatt. Les résultats ont été pleinement ou à très-peu près d'accord avec ceux déjà donnés ; aussi , nous consi-

---

(1) Voici en quelques mots ce qui a été fait :

L'eau de Soultzmatt, expédiée à Paris, était d'une *limpidité parfaite* ; exposée à l'air, elle laissait dégager des bulles gazeuses d'acide carbonique , bien plus nombreuses quand on y introduisait un corps couvert d'aspérités et surtout quand on la soumettait à la chaleur. Son odeur était complétement nulle , et sa saveur un peu alcalescente faisait retrouver aussi un sentiment *acidule* fort agréable.

I. L'eau évaporée avec soin a fourni, pour 1000 grammes de liquide, un résidu blanc à peine grisâtre, pesant 1 gramme 59 centigrammes, séché a 100 degrés centigrades.

II. Additionnée immédiatement d'ammoniaque et de chlorure de barium , elle a produit, après lavage complet et calcination du précipité, un poids de *carbonate et de sulfate de baryte* avec traces de borate, *silicate et phosphate*. L'acide carbonique provenant de l'acide total , tant *libre* que *combiné*, a été évalué le *volume* dans un appareil particulier servant de gazomètre et sous le mercure ; et après avoir affecté aux carbonates obtenus à part ce qu'il leur fallait pour constituer des bicarbonates (leur état primitif dans l'eau intacte), le reste a représenté l'*acide carbonique libre*.

III. Le *sulfate de baryte* resté insoluble dans l'acide employé pour cette opération a été recueilli, lavé et calciné.

IV. Pour apprécier les *bicarbonates*, nous avons ajouté dans 5 kilogrammes d'eau un excès d'acide acétique qui a bientôt séparé de la silice les flocons gélatiniformes, visibles surtout à la lumière vive et après un certain temps de repos; cette silice venait des *silicates* neutres ou acides existant dans l'eau. La liqueur filtrée, concentrée convenablement , puis mêlée d'alcool et chauffée, a été filtrée ; on l'a évaporée à siccité, *calcinée très-fortement* et traitée d'abord de nouveau par l'alcool pour avoir les *chlorures* , puis traitée ensuite par l'eau. Ce véhicule a isolé les carbonates de soude et de potasse produits par la décomposition des acétates, qu'on a analysés avec le chlorure de platine ou avec l'oxychlorate de soude alcoolique et par les méthodes connues. Ce que l'eau avait respecté représentait les carbonates de chaux et de magnésie, lorsqu'on l'a additionnée d'acide carbonique , puis il existait quelques traces de silice échappée. On a fait le départ de ces deux bases à l'aide de l'acide chlorhydrique et d'une *très-forte* calcination, etc., etc.

V. Quant à la *lithine*. on a concentré des deux tiers 10 kilogrammes d'eau de Soultzmatt additionnée de soude pure, puis on a filtré. Le liquide clair a été mêlé d'un excès de phosphate de soude, et nous avons obtenu bientôt un précipité

dérons, comme M. BÉCHAMP, l'eau de Soultzmatt composée comme il suit. » Voir l'analyse dans l'ouvrage de M. le docteur BACH (1).

L'analyse de l'eau de Seltz est mise en regard par le savant chimiste, pour prouver son infériorité en principes minéralisateurs.

« L'eau de Soultzmatt, dit le rapport, est plus riche en acide carbonique, elle est aussi plus chargée de bicarbonates, éléments minéralisateurs capitaux des eaux minérales ; elle est très-agréable à boire, et son action avantageuse sur l'économie animale a été constatée depuis longues années par un grand nombre de médecins du pays ; sa composition chimique justifie aisément ses propriétés.

« On peut donc regarder son emploi comme aussi avantageux au moins que celui de l'eau de Seltz; ce qui contribuera alors à nous affranchir d'un tribut payé à l'étranger, en permettant d'établir les prix de cette eau bien au-dessous de celle-ci, pour la mettre à la portée de tous les consommateurs.

« Nous croyons en conséquence qu'on peut répondre à M. le ministre que tout milite en faveur de l'eau *minérale alcaline gazeuse de Soultzmatt*, et qu'il y a lieu d'accorder l'autorisation de l'exploiter sous le point de vue médical. Signé : OSSIAN HENRY. »

grenu qui, recueilli avec soin, fut légèrement lavé. Ce précipité a été traité à chaud par son poids environ de chlorure de barium ; on a filtré, évaporé à siccité et repris par l'alcool à 38 degrés. La solution alcoolique, filtrée à son tour, brûlait avec une flamme purpurine ; évaporé et repris par l'eau, le phosphate alcalin y donnait naissance à un dépôt grenu, que l'eau bouillante parvenait à dissoudre. C'était bien le phosphate de *soude* et de *lithine*.

VI. Afin d'obtenir l'*acide borique*, nous avons suivi le mode qu'on va décrire. On a pris 8 kilogrammes d'eau minérale de Soultzmatt, on les a rendus alcalins par de la soude pure et on a évaporé presque à siccité, après avoir pendant l'opération filtré une première fois la liqueur. Le résidu, repris par l'eau distillée bouillante, filtré encore, a été additionné d'un excès de chlorure de calcium. Il s'est promptement fait un dépôt bleu, qu'on a recueilli et lavé. Le dépôt resté insoluble a été traité par un léger excès d'acide chlorhydrique peu étendu, additionné d'eau alcoolisée et abandonné au repos; on a eu un précipité grenu ou lamelleux qui a été recueilli sur un verre de montre. Ce précipité, traité par l'eau bouillante, était soluble et cristallisait en lamelles par le refroidissement ; puis ces lamelles, chauffées avec de l'esprit de bois, brûlaient en produisant une *flamme verdâtre* ; enfin, neutralisées par de la soude, mêlées d'un peu de nitrate de cobalt et chauffées *très-fortement* dans un petit creuset, on en a obtenu une sorte de verre *bleuâtre* ou *violet* : ces lamelles n'étaient-elles pas de l'*acide borique* ?

VII. En précipitant par l'azotate d'argent 5 kilogrammes d'eau et laissant la liqueur bien neutre, nous avons eu un dépôt qui fut recueilli et d'abord lavé, puis traité par de l'acide nitrique très-étendu à la liqueur filtrée *rendue neutre* par l'ammoniaque, laissa séparer des flocons d'un blanc sale qu'on a séparés et mêlés avec un peu de chlorure de barium acidulé. Le liquide, filtré, privé d'excès de baryte à l'aide de l'acide sulfurique pur ajouté soigneusement, a présenté avec l'eau de chaux un dépôt floconneux, avec la baryte de même, et avec le sulfate de magnésie ammoniacal un précipité floconneux abondant. C'était bien l'effet *d'un phosphate*.

Le reste de l'analyse n'a offert aucune particularité importante à signaler.

(1) *Des eaux gazeuses alcalines* de Soultzmatt (Haut-Rhin); par M. le docteur BACH. (Voir le tableau).

Quand on saura que Seltz, dont l'eau est d'une qualité inférieure a celle de Soultzmatt, expédie chaque année soit comme eau d'agrément pour nos tables, soit comme eau médicamenteuse, près de 2 millions de bouteilles tant en France, qu'à l'étranger, et qu'Ems aussi en exporte des quantités considérables, on comprendra l'importance du travail de MM. les docteurs Bach et Bechamp.

La vallée de Soultzmatt, qui jusqu'à ce jour n'avait été qu'une vallée charmante et pittoresque, est appelée tout-à-coup à devenir une vallée riche et renommée, car sous peu elle sera fréquentée par de nombreux étrangers, peut-être bien plus que la plupart de celles de l'Allemagne, où existent des eaux minérales qui sont loin d'offrir les mêmes ressources thérapeutiques ou qui du moins n'en offrent que d'analogues. Cette vallée, par l'intermédiaire de nos chemins de fer et de nos canaux qui touchent à son entrée, est appelée à fournir ses eaux bienfaisantes, agréables, gazeuses, pétillantes, à une grande partie de la France et surtout à Paris, dont les eaux sont pour tant de personnes si difficiles à supporter. Le prix modique auquel elles pourront être livrées, comme le fait observer M. le rapporteur de l'Académie impériale de médecine, les mettra à la portée de tous les consommateurs et fera cesser en grande partie l'usage de l'eau de Seltz artificielle, qui n'est qu'une triste imitation d'un produit inimitable de la nature.

Pour arriver à ces résultats, il faut le concours de différents éléments qui, s'ils venaient à faire défaut, paralyseraient en partie le succès; mais il n'en sera pas ainsi, nous en avons la conviction intime. L'Alsace est un pays qui, de ses propres yeux, a pu voir comment l'Allemagne protége, favorise l'exploitation des sources minérales, et juger de l'influence que cette protection a eue sur la prospérité et la richesse de ce pays.

Voici à notre avis d'où doit partir la protection et le concours :

Que l'autorité, qui sous le gouvernement de l'Empereur n'a plus d'autre but que de chercher à attirer la prospérité et l'aisance partout et sur tous, accorde à M. Nessel, propriétaire de la source, homme d'initiative et de progrès, non des sommes d'argent prises sur le budget du département ou de la commune, mais qu'elle lui prête un appui moral, qu'elle favorise ses plans et ses projets, qu'il soit autorisé à embellir, par des chemins bien tracés, cette vallée charmante pour laquelle la nature s'est montrée si prodigue. Que nos chemins de fer, qui jouent un si grand rôle dans la civilisation actuelle pour établir partout le bien-être, transportent à des prix modérés, comme cela leur est facile, cette eau bienfaisante qui doit contribuer à la santé générale : ils rendront un service de plus aux populations qui se trouvent sur leurs parcours. Ils réaliseront ainsi les idées philanthropiques que M. le docteur Bach émet dans son ouvrage sur les eaux de Soultzmatt :

« Si on pouvait, dit-il, parvenir à fournir ainsi à bon marché dans la capitale cette eau pure, limpide, stomachique, ne détruirait-on pas, ou au moins ne paralyserait-on pas en partie une des causes les plus puissantes de maladie ? C'est un problème que sous peu nous allons résoudre bien plus par humanité que par intérêt. La civilisation, en forçant les hommes à se concentrer sur un même point, a servi leur cupidité et leur intérêt au détriment de leur santé. Que cette même civilisation porte à son tour un remède aux maux qu'elle a engendrés ; que nos chemins de fer ne soient pas seulement employés à transporter d'un point à un autre, avec la rapidité de l'éclair, les produits de l'industrie, ou à satisfaire la curiosité oisive des touristes, mais qu'ils servent encore à porter au milieu des populations tous les éléments de bonheur que donne la santé. »

« Nous avons, nous sommes-nous dit, dans notre vallée une source qui exerce sur l'homme, à l'état de santé et de maladie, des effets bienfaisants : que cette source, par l'intermédiaire des chemins de fer, profite au plus grand nombre, et que ce soit au prix d'un modeste tribut qui ne puisse être onéreux pour personne. »

Enfin pour que Soultzmatt arrive à son apogée, il importe que son service médical soit assuré par la surveillance d'hommes de l'art, pleins de zèle, qui offrent à la fois des garanties de savoir et d'expérience dans le maniement de ses eaux minérales (1). Et que les médecins de l'Alsace et de la France, qui tous connaissent aujourd'hui la composition chimique et les propriétés thérapeutiques de ces eaux, les favorisent et les recommandent et par conviction et par patriotisme. Qu'ils fassent, autant qu'il sera en leur pouvoir, cesser ces migrations annuelles à des eaux étrangères pour payer un tribut qui de droit appartient à notre pays.

Avec un pareil concours et de tels appuis, Soultzmatt pourra se suffire à lui même. Cet établissement qui, sous le rapport seul de ses bâtiments qui sont anciens, manque encore de ce confortable qu'on aime à trouver dans quelques bains de l'Allemagne, érigera sous peu des constructions modèles dont le plan parfaitement conçu nous a été soumis. Nous formons des vœux pour leur prompte exécution. L'Alsace possédera ainsi bientôt, nous l'espérons, un des bains les plus importants de la France, et ceux qui auront contribué de loin ou de près à cette œuvre alsacienne, auront bien mérité du pays et de l'humanité. Ed. Huder.

La saison des bains commence le 15 mai et finit dans les derniers jours de septembre.

Communications. — Correspondance par des omnibus ou des voitures avec tous les convois du chemin de fer, Bâle-Strasbourg (partant des deux extrémités), à la station de Rouffach.

---

(1) Soultzmatt a un médecin-inspecteur nommé par le gouvernement, et un médecin-adjoint qui réside dans l'établissement.

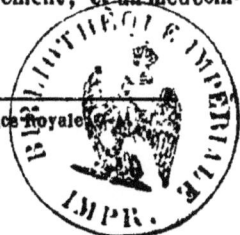

Marseille. — Typ. et Lith. Barlatier-Feissat et Demonchy, place Royale.

www.ingramcontent.com/pod-product-compliance
Lightning Source LLC
Chambersburg PA
CBHW050403210326
41520CB00020B/6436